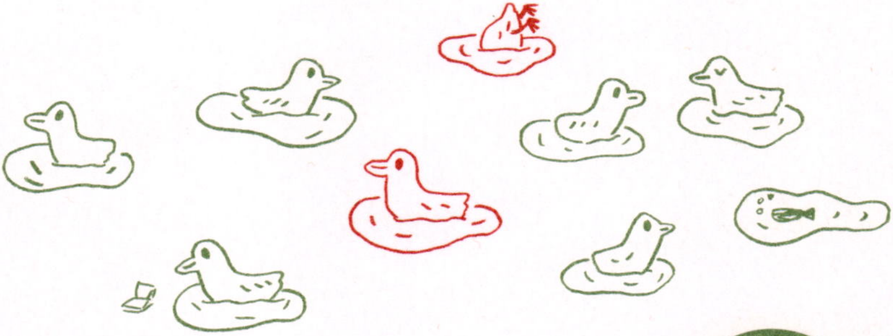

胎内記憶が
教えて
くれること

えらんでうまれてきたよ

池川クリニック院長 **池川 明**
映画「うまれる」監督 **豪田トモ**

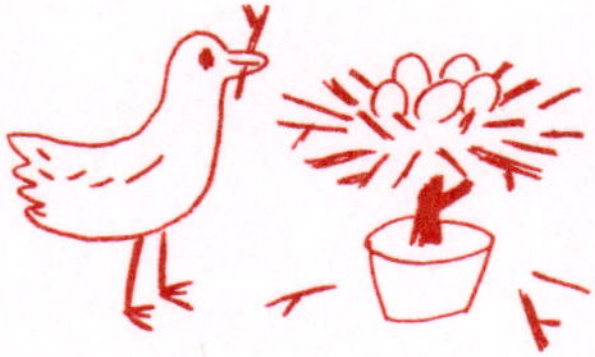

二見書房

まえがき　豪田トモ

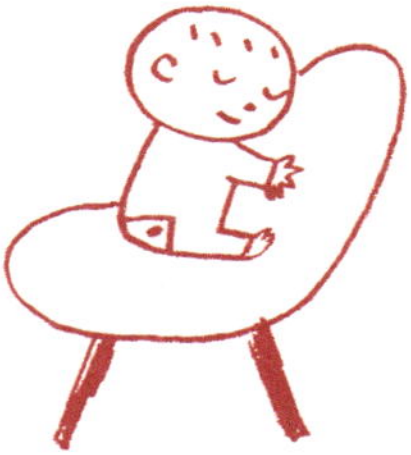

みなさん、こんにちは。『うまれる』というドキュメンタリー映画の企画・監督・撮影を務めました、豪田トモと申します。

映画『うまれる』は、妊娠・出産・育児だけでなく、流産・死産、不妊、障害、親子関係、パートナーシップなどさまざまなテーマを扱っているのですが、そのテーマのひとつに「胎内記憶」があります。

みなさんは「胎内記憶」をご存じでしょうか。生まれる前、母親の子宮にいたときのことを、覚えている人がいるというのです。

ぼくが最初に胎内記憶を知ったのは、産婦人科医の池川明先生の講演がきっかけでした。ビデオ撮影を引き受け、カメラを回していたときのことです。

池川先生が、「3歳では、30パーセントくらいの子に胎内記憶があります」とおっしゃいました。何もわからず、無力な存在と思われがちな赤ちゃんに、意思や感情があるというのです。

さらに、池川先生は言葉を続けました。

「子宮にいたときの記憶だけではありません。おなかに宿る前のことを覚えている子もたくさんいます。細かい点はそれぞれ異なりますが、だいたいの共通点はあります。生まれる前、赤ちゃんたちは雲の上のような心地よい場所にいて、自ら親を選び、この世にやって来るのだそうです」

　ぼくは、その場でカメラを倒しそうになるほどの衝撃を受けました。そして、大きな感動に包まれ、しばらく手の震えが止まりませんでした。

　あまりに非科学的な話です。それに、ぼくは特に、スピリチュアルな世界に関心があるわけではありません。

　けれど、「子どもは親を選んで生まれてくる」という言葉は、なぜか心に素直に飛びこんできました。そして、そう受けとめることによって、ずっと抱えてきた疑問が解けていくことに気づいたのです。

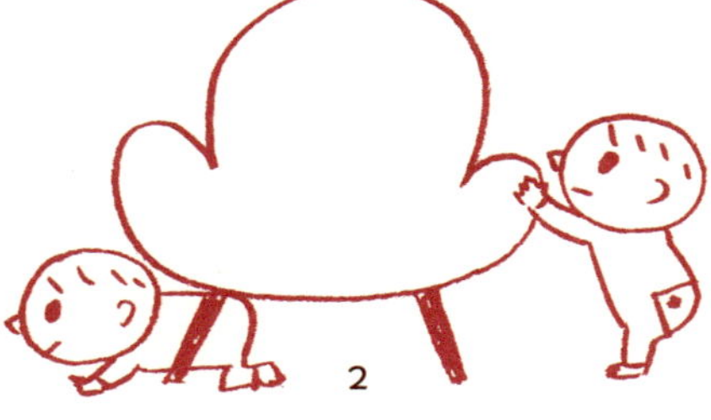

じつは、ぼくは親に対する大きな葛藤がありました。物心ついた頃から、

「ぼくは本当に、親に愛されているのだろうか」

「本当に、この親の子どもなのだろうか」

という思いが、心を離れなかったのです。

ぼくには4歳年下の弟がいて、右の目が半分開かない状態で生まれてきました。入退院と手術をくり返し、発達もゆっくりでした。母は弟の世話に追われていました。父は仕事に邁進している、典型的な「企業戦士」でした。

弟との関係はよかったのですが、親に対する反感は募るばかりで、思春期のぼくの心はズタズタでした。自分の存在意義が見いだせず、「自分は何のために生まれてきたのだろう」と悩みました。心が荒んで、物事の否定的な面ばかりが目につきました。

そんな苦しみは、つい最近まで続いていたような気がします。

葛藤を抱えたまま、ぼくは29歳で結婚しました。そして、新婚半年で「映画監督になる」という年来の夢を実現するため、

カナダに単身留学しました。彼女に会えるのは、数カ月に一度。「いま帰ったら意味がない」と、4年間わがままを通しました。

彼女のためにも早く腕を磨こう。ぼくは猛烈に努力しました。作品は映画祭に入選。スポンサーも現れ、自信もついて、満を持して日本に戻りました。

でも、彼女の心はすでに遠く離れていたのです。そして離婚。身を切られるようにつらい体験でした。

離婚のおもな原因は、ぼくが夢に邁進しすぎたことです。でも、そもそもぼくには「家族」という概念が極端に欠けていたのです。幼い頃からの親への反発から、「夫であること」「父になること」というイメージがもてず、結果的に、父と同じように「家庭よりも仕事」の男になっていました。

親子関係は無意識のうちに連鎖するようだ。今後、もしぼくが父親になっても、わが子はぼくのように親の愛情を実感できないかもしれない——そう考えると、怖くなりました。

親との関係を立て直したい。でも、親は「さみしい思いをさせて悪かったね」とぼくに歩み寄るどころか、「おまえに映画をつくる才能なんてあるわけない」と、けなすばかり。親との距離は、さらに離れていきました。
　どうしていいかわからず途方に暮れたとき、「胎内記憶」と出合ったのです。

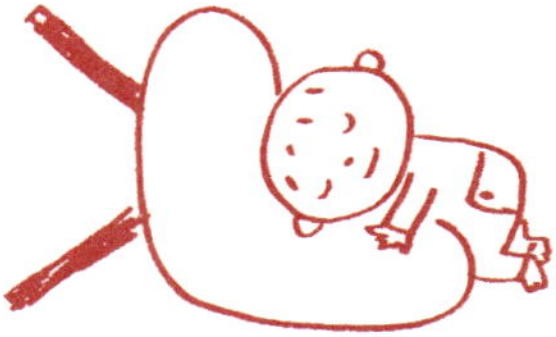

　ぼくはそれまで、「好きで生まれてきたのじゃない」と思っていました。
　でも、もし、ぼくも自ら望んで生まれてきたとしたら？　雲の上から「助けてあげたい」と思って、親を選んできたとしたら？　「愛してくれない」と不満を募らせてきたけれど、ぼくは親を助けたことはあるだろうか……。ぼくから親を愛したことはあるだろうか……。いや、ぼくは何もしていない。もしかしたら、親はぼくを愛していてくれたのに、ぼくが気づかなかっただけかもしれない――。
　そう考えたら、親に対する否定的な感情が消えていきました。そして、生まれて初めて、「産んでくれてありがとう」と、心から感じられるようになったのです。

命という原点に向きあうことで、親との関係を築き直せるかもしれない。そんな思いから、ぼくは『うまれる』という映画を製作しました。そして、取材・撮影を重ねるほど、生まれてくることも、生きることも、奇跡の連続であることを実感するようになりました。

映画製作のプロセスで、たくさんの子どもたちから寄せられた珠玉のような「記憶」の言葉を中心に、1冊にまとめたのが本書です。1〜3章では、子どもたちが話してくれた内容をほぼ忠実に再現しています。科学的かどうか、真実なのかどうかということよりも、ファンタジーなストーリーとして楽しんでいただければ幸いです。

そして4章では、ぼくのように大人になって胎内記憶に出合ったり、また大人になっても胎内記憶を持ち続けていることで、親との関係がポジティブに変わったという方のお話を掲載しています。メルマガなどの呼びかけに応じて体験談をお寄せくださったみなさん、貴重な体験をお話しくださった「たいわ士」

の南山みどりさん、どうも有り難うございました。

これらの「記憶」や「記憶との出合い」が、ぼくにとってそうであったように、みなさんが命の神秘に気づく扉になること、そして前向きに生きる一歩になることを願っています。

子育て中の方だけでなく、親に対する葛藤のある方や親になることを躊躇している方も、ぜひ子どもたちの声に耳を傾けてみてください。そして、「命ってすばらしい」と感じ、生きる力を汲みとっていただけるなら、とてもうれしく思います。

最後になりましたが、この本は、映画製作のきっかけとなった池川明先生との共著という形で出版することができました。共著を快くお引き受けくださった先生と二見書房さまに、心よりお礼申し上げます。

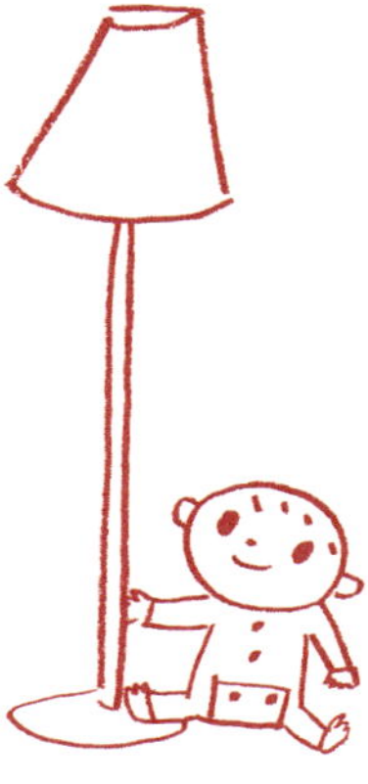

目次

＊1〜4章の中で名前が明記されていないものは、
HPにお寄せいただいた情報など、お名前が確認できなかったものです。
＊1〜3章の各項目の末尾にある3行コメントは池川によるものです。

1章 記憶の言葉

おなかの中のこと、覚えてる?

どんな色だった?

おなかの中は赤くて、お水の中泳いでいたよ。……大和くん

赤い色だった。……愛加ちゃん

赤だったかな。……創多くん

赤くて、まあるいおうち。……翔子ちゃん

赤くて広かったよ。

赤くてせまくて、こうやっておなかを押していたんだよ。

ママのおなかは黄色かった。

オレンジだった。……更紗ちゃん

緑、黄緑、ビリジアン。……海人くん

チョコレートみたいな色だったよ。……桜太郎くん

肌色だった。
ほっぺたも肌色だし。……紗優ちゃん

おなかの中の色は懐中電灯のあかりのよう。……みくちゃん

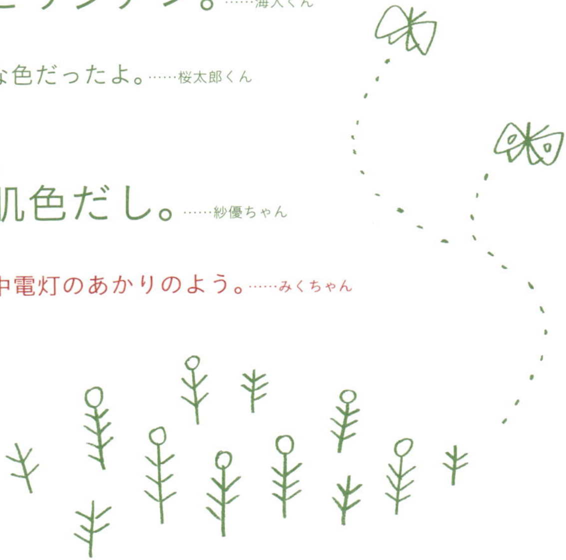

おなかの中は「赤い色だった」と言う子が多いです。「赤いスジスジがあった」と語るお子さんもいます。赤ちゃんには、子宮に血液を運ぶ血管の色が透けて見えるのかもしれません。

あたたかかった？ 寒かった？

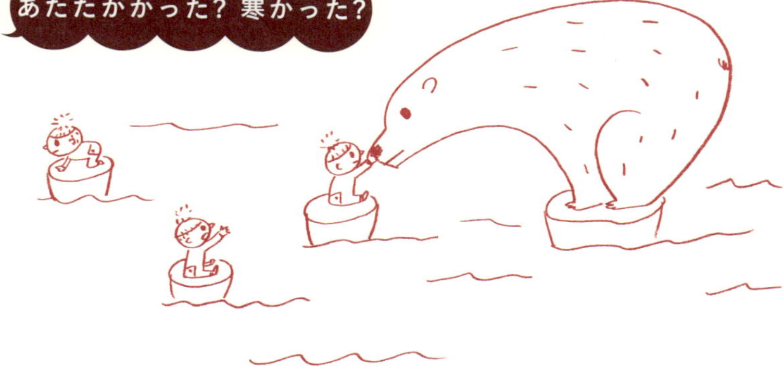

あったかい。……礼也くん

あったかかったねー。
もう1回おなかの中に入りたい。……太郎くん

ママのおなか、
あったかかった。……祐一郎くん

まあちゃんのおなかの中、
あったかくて気持ちよかったよー。……海人くん

おかあさんのおなかにいたとき、うれしかったなあ。
あったかかったから。……将貴くん

あたたかくていっぱいねれて、楽しい音がした。……大輝くん

冷たかった。……初奈ちゃん、紗優ちゃん

ときどき冷たかったよ。

冷たかったけど、気持ちよかったよ。……健斗くん

寒くて、ときどきあたたかくて、
プラネタリウムにいる感じだった。

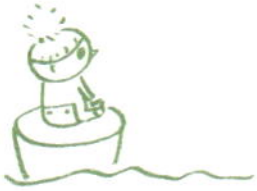

おかあさんがあっためてくれたらあったかいし、
寒いところに行ったり、
海とかに入ったりしたら寒かった。……齋藤龍之介くん

あたたかく包まれる感覚は代表的な胎内記憶のひとつです。触覚はもっとも早く発達する感覚のひとつで、妊娠7週頃の赤ちゃんでも触れられると反応することが実験でわかっています。

明るかった？ 暗かった？

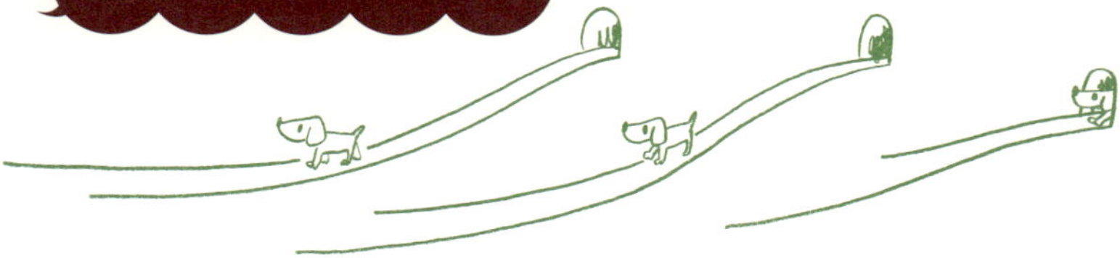

暗かった。

……愛加ちゃん、彩菜ちゃん、紗優ちゃん、円花ちゃん、芽衣ちゃん、彩人くん、安田龍之介くん

おなかん中、暗かった。暗かったけど楽しかった。
遠くのほうにちぃーちゃな光が見えた。……ほの香ちゃん

暗かったよ。
おっぱい飲んでたの。……大和くん

おなかはまっ暗だったけど、こわくなかったよ。……初奈ちゃん

暗かった。小さい石があってぐしゅぐじゅしてた……水野響くん

まっ暗だったけど、あたたかかったんだよ。……徳匡くん

暗くてあつかった。……梗太くん

水があった。暗かった。寒かった。

うーん…、暗くてこわかったよ。

おなかの中は
明るいけど暗い。……創多くん

明るかった。……礼也くん

けんたん、ママのここにいたんだ。明るかった!……健斗くん

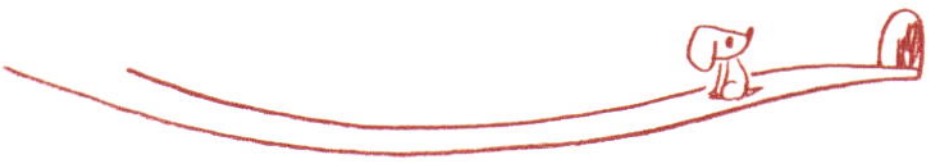

多くの子がおなかの中は薄暗いと感じています。妊娠5カ月頃まで赤ちゃんのまぶたは分厚くて上下がつながっていますが、明暗を感じることはでき、お母さんのおなかがライトで照らされると反応します。

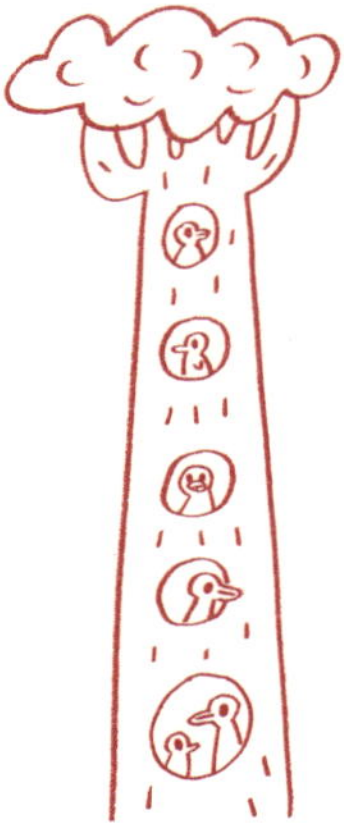

何か見えた?

おへそのあなからパパが見えたの。

おへそから
のぞいてたんだよ。……海人くん

ママのおへそからパソコンが見えた。……智香ちゃん

こういう小さい望遠鏡で見ると見えた。
自分の部屋のはじっこのところに、見えるやつがある。
ふたつ。……紗優ちゃん

なにか見えるものあったよ。
たぶんママとパパの顔とか。……大和くん

おなかから見たら、だれかいたよ。

外のことはちょっと見えた。
ときどきね、顔を近づけてみたりして。
そしたら見えた。……光咲ちゃん

目は最初は見えなかったけど、
だんだん今くらいぱっちり見えてきた。

見えなかったー。……ほの香ちゃん

何も聞こえないし、見えなかったよ。
テントの中みたいな感じだったよ。……彩菜ちゃん

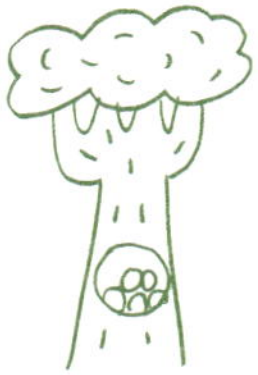

医学的には証明できませんが、外の様子が「見えた」と語る子はたくさんいます。なぜか「おへその穴からのぞいた」という子が多く、知るはずのない状況をぴたりと言い当てることもあります。

何か聞こえた?

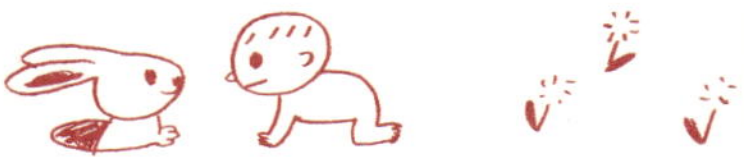

ドンドンって音がした。

……安田龍之介くん

音がざーざーって聞こえた。……愛加ちゃん

ママの「早く生まれてきてね」の声がして、
早くママに会いたいと思ったよ。……智香ちゃん

ママが「まだ出てきちゃダメ」って言った。……翔子ちゃん

● 切迫早産で入院中、毎日「まだ早いから出てきちゃだめよ」と話しかけていました。そのせいか予定日の翌日に生まれてきました。……お母さん

名前決めようとしてた声とか、聞こえてたよ。
ちょっとうれしかった気分。……隼矢くん

ママとパパ、
いろいろしゃべってたよ。……大和くん

パパとママがけんかしていて悲しくなった。……智香ちゃん

ママとパパの話し声が聞こえて、けんかをしてた。おにいちゃんはまだ小さくて、パパとママと3人でごはんを食べたりおふろに入ったりしてた。ほかに犬がいた。ママがそのワンワンにおこってる。おなかにとびつくからおこってる。……創多くん

● 息子は生まれつき聴力に障害があるので、この話にはとても驚きました。たしかに大きな犬がいておなかにとびついてくるので、「おなかはダメ」と怒っていました。……お母さん

おなかに顔を近づけて話してくれると、
とってもよく聞こえるし、顔がアップで見られるから、
近づけてくれるとよかった。……齋藤龍之介くん

ママの声も、とうちゃんの声も、
ばあばの声も聞こえなかった。……莉子ちゃん

ママの声は聞こえたけど、パパの声はよく聞こえなかった。

おなかの中は臓器や血流が発する音でかなり騒々しいのですが、聴覚には騒音をカットする仕組みがあるため、赤ちゃんは聞きたい音に耳を澄ませられるようです。特にお母さんの声は、体を通してよく聞こえます。

どんなところだった？ どんな気分だった？

まるかった。
こわくなかった。……紗優ちゃん

広くてやわらかい。ぼよーん。……翔子ちゃん

とてもせまかった……彩人くん

水が入ってた。ここくらいまで水があったよ。……隼矢くん

頭に水が上から落ちてきたりした。最初は手もなくて口からものを入れていたので、むずかしかった。手が親指から生えてきて、次におかあさん指がはえて、最後に小指がそろって5本になった。足は小指からはえてきたので、手と足のはえ方はちがう。中はせまく、足をよく動かしていた。

おなかの中は、ふわふわして雲の上にいるようで、
お水の音も聞こえたよ。

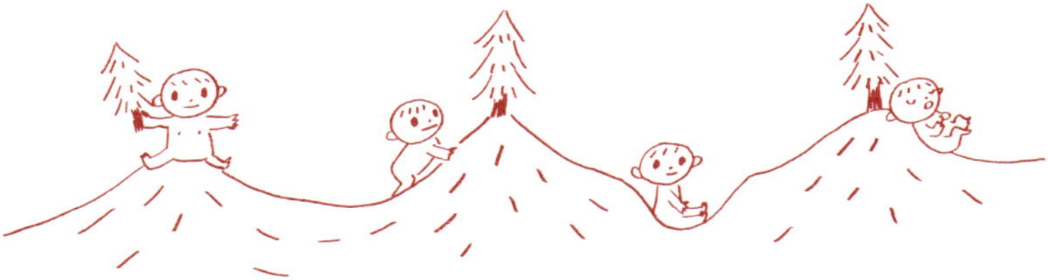

すごく気持ちがよかった。……創多くん

気持ちいい。なんかくつろげるみたいに。……大和くん

おなかん中でさ、ねてんのに(ママが)あばれてさ、
すごくいやだった。……海人くん

● 生まれる直前まで頻繁に自転車に乗っていました。……お母さん

いやだった。遊んでた。……純くん

● 私は助産師で、出産の数時間前まで仕事をしていました。バタバタと忙しくて、おなかの子のことを考える余裕はありませんでした。だからいやだったのかなと思います。……お母さん

基本的に、お母さんが幸せだと赤ちゃんも心地よく、お母さんの心身が不調だったり夫婦仲に問題があったりすると、赤ちゃんもさみしさや悲しみを感じるようです。

何か食べてた？

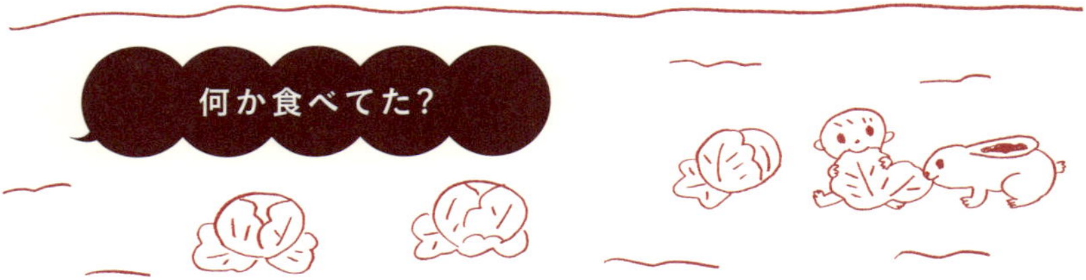

コーヒー飲んでた。
ごはんはね、ぶおーぶおーってすってた。……桜太郎くん

● 私はコーヒーが大好きで、妊娠中も毎日飲んでいました。……お母さん

おっぱい飲んでた。
おにぎり食べてた。……凛空ちゃん

ごはんはね〜、ママのおなかのところにね、いろんなのがあったから、ぱくって。いきなり飲んでた。飲んだり食べたり、飲んだり食べたり、いそがしかった。……光咲ちゃん

ごはんを食べてたよ！　お水しかなかったから、
お口をパクパクして飲んでたの。
ちっちゃくなってまるくなってたよ。……梗太くん

この病院で、みく生まれたんだよね。みく、こんなにこんなにちっちゃかったけど、おかぁかのおなかの中でミルクもらって、こうやっておっぱいチュッチュッってして、おかゆも食べてたの。おかぁかのおなかの中、おいしかったよ。
ほわほわでおいしいんだよ。……みくちゃん

● 出生体重4000gのジャンボな赤ちゃんでした。……お母さん

おなかの中で愛をいっぱい食べてた。おなかの中で愛をいっぱい食べて、赤ちゃんは育つんだよ。愛はおかあさんの栄養でできてくる。赤ちゃんは頭が下でしょ。だけどね、クルクルってよく動くんだよ。クルッて動いて頭が上になったときにパクパクって食べて、またクルクル動いてもどって。……汐音くん

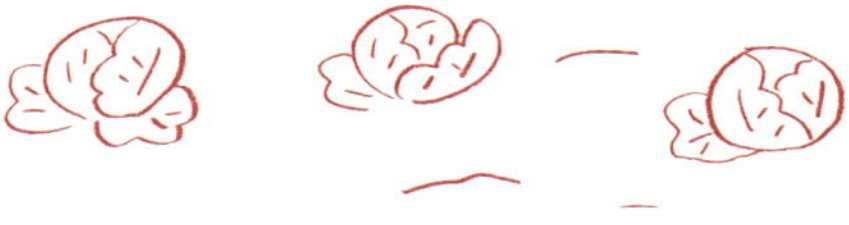

羊水を飲んでいたことを覚えていて、「お母さんの食べものによって（羊水の）味が変わる」と語る子もいます。妊娠4カ月頃には赤ちゃんの味覚は発達し、羊水の味によって飲みこみ方が変わることもわかっています。

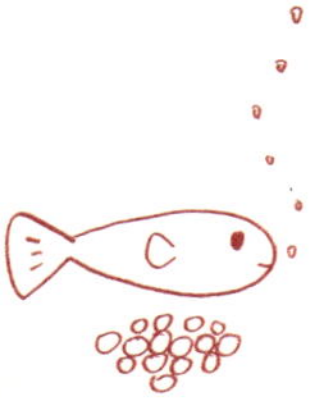

おなかの中で何してたの?

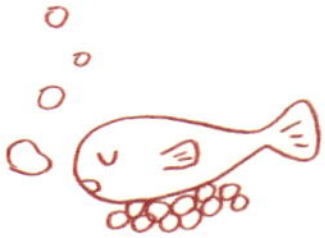

ねてた。……桜太郎くん

こんなふうに
まるくなってたんだよ。……蒼太くん

足を折り曲げたかっこうでいた。
「ママ大好き」って話しかけてた。……愛加ちゃん

おなかにいるときは、ちゃんとじーっとしてたんだ。
何もしなかった。……光咲ちゃん

ぼくは親指をつきだして、チュッチュすっていた。……創多くん

小さくなっていたよ。
(指をくわえて)アムアムってしていた。……彩菜ちゃん

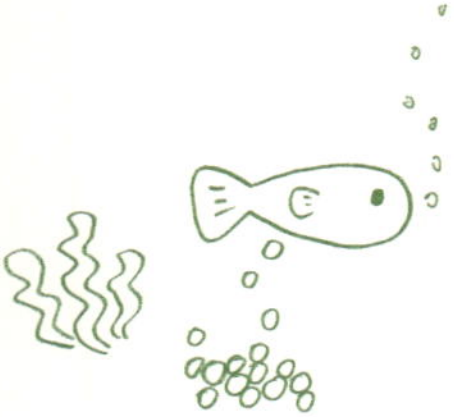

お水の中で
くるくるしてたよ。……隼矢くん

たくさん泳いだし、
ウルトラマンみたいにパンチもしたよ。……徳匡くん

ぐるんぐるん回ってたよ。……更紗ちゃん

でんぐりがえりしてたよ。……初奈ちゃん

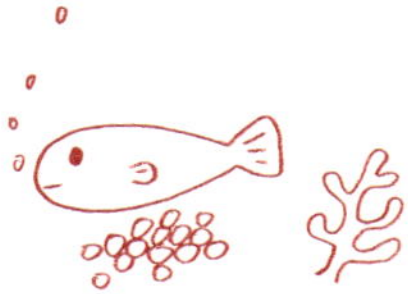

ポヨンポヨンってしてたよ。……華依羅ちゃん

えいえいって、ママのおなかけったよ。

おなかでママにトントンしたりキックしたら、
ママもトントンってしてくれた。……杏ちゃん

おなかの中、こんなに広くなかったから、ぼこぼこぼこ動いて、
おしくらまんじゅうみたいにぎゅうぎゅうしてたの。
とんとんてパンチしたの、聞こえた?……諸遊響くん

ジャンプジャンプしたの。……梨侑ちゃん

にょろにょろしたもので、ねこちゃんみたいに遊んでた。
にょろにょろしたへびを、
じゃまだからどかしたりした。……将貴くん

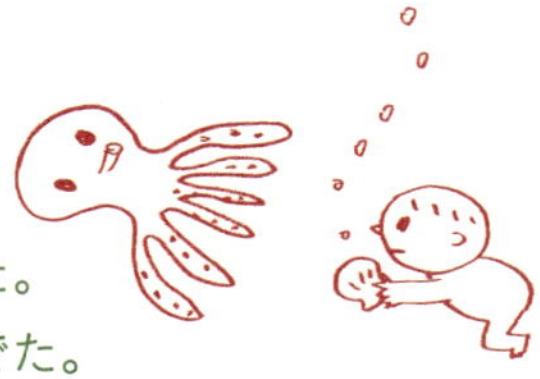

チャポチャポしてた。気持ちよかった。
まるくなったり回転したりして遊んでた。
ひもみたいなの、さわってみた。
ちょっとね、やわらかかったよ。……隼矢くん

あったかくて気持ちいいから、おしっこしたよ。……南ちゃん

しゃっくりはよくしていた。おしっこやうんちは、すきなときにすきなだけ出していた。おしっこは、おかあさんの水といっしょになって流れていった。うんちはあまりよくおぼえていない。

おそうじ。……莉子ちゃん

おなかの中であばれたら、逆にあばれ返された。
しかも、おなかポンポンたたかれたりする。
もうつぶれそうになって、苦しくなった。……海人くん

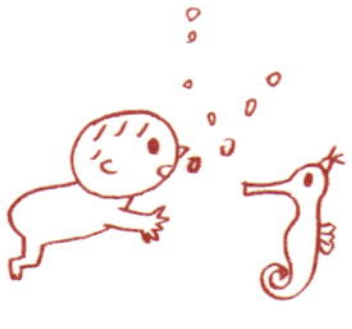

ママ、さがしてた。
ママーって。……海翔くん

おなかの中で本をよんでた。おふろでねてた。
へびさんいたよ。……凛空ちゃん

● 妊娠中、毎日おなかに向かって絵本を読んでいたのが聞こえていたのかもしれません。……お母さん

楽しくなかった。だって、おもちゃがないんだもん。
ここ（おへそ）から出てたひもで
こうやって遊んでた。……光咲ちゃん

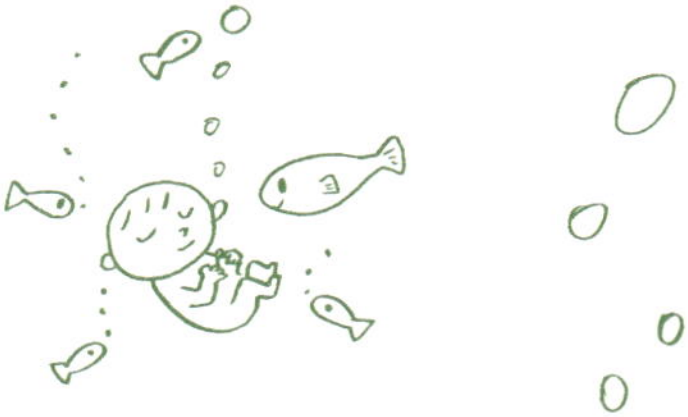

おなかの中で何してたの?

おなかの赤ちゃんは自覚的に体を動かしているようです。エコー写真の分析からは、赤ちゃんはおなかの中で表情があり、動揺して暴れたり、指をしゃぶって気持ちを落ちつけたりする様子も観察されています。

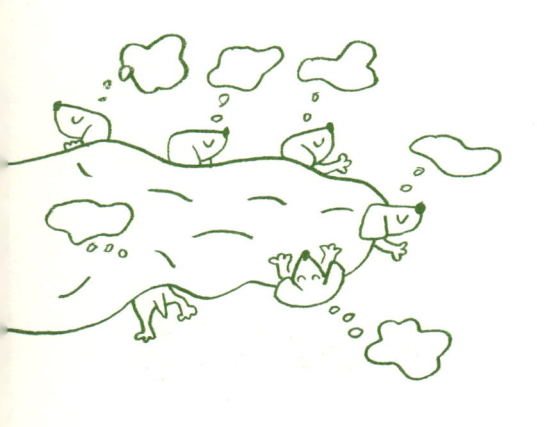

2章 記憶の言葉

おなかに来る前はどこにいたの?

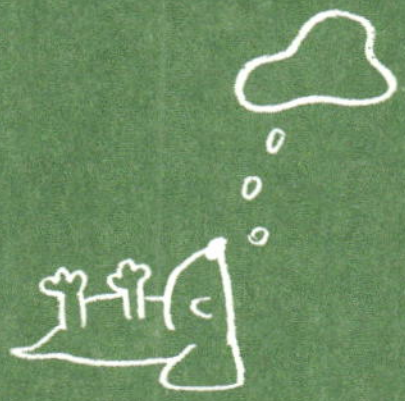

おなかに来る前はどこにいたの?

おうちだよ!　このおうち。ちがうママもいたけど、やっぱりママがいいなーと思って、ママのおなかに行ったんだよ。

さくはね、とおいとこから来たんだよ。……桜太郎くん

雲の上で
友だちと遊んでたんだよ。……愛加ちゃん

雲の上は子どもがたくさんいた。気持ちがよくてねてた。

雲の上でなつき(妹)とふたりで遊んでた。
いつもじゃんけんして遊んでた。……芽衣ちゃん

雲の上にいて、お月さまが見えて、星もあった。
そこに赤ちゃんがいっぱいいて、
ひとりだけパパみたいな人がいた。……杏ちゃん

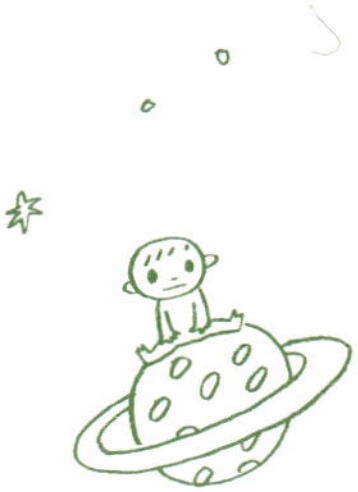

お空の雲の上。神さまといっしょにいたよ。
お空の上は白くて、世界中の人がいる。
神さまがだっこしてくれる。
神さまはサンタクロースみたいにひげがある。

神さまがね、やさしくしてくれた。でもね、ねるときはひとりでねた。おきがえは、神さまがお部屋に来てくれてさせてくれる。保育園の子がいた。みれちゃんとか、あーぼうとか。みれちゃん、こんな顔してた。ちっちゃかった。そして走っていったんだ。神さまが「まて〜!」って言ったんだよ。で、ママんとこに来たって感じ。へへへ。……光咲ちゃん

生まれる前は雲の上にいて、お友だちがたくさんいて、みんな洋服は着ていないけど、背中に羽がはえていた。白い服をかぶってひげが長い神さまもいるんだけれど、神さまの姿は見えなくて、声だけが聞こえる。神さまはすごくやさしくて、守ってくれる。お空の上は、光でつつまれていて、明るくて、お花もさいていた。ぼくは死んでも、たましいはお空にもどるから、さびしくないんだよ。……敬人くん

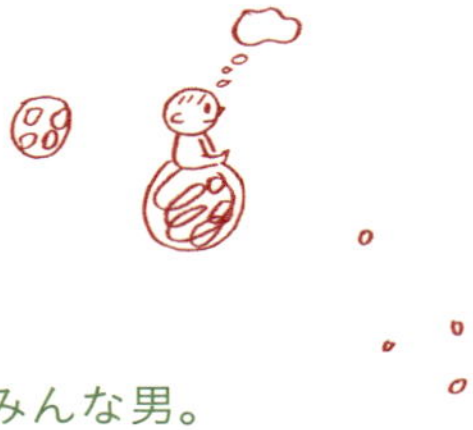

雲の上には神さまが10人ぐらいいて、みんな男。
子どもたちには羽がはえていて、みんな女の子なの。
おなかの中に入ってから、ぼくは男の子になるって決めて
男の子になったんだ。……大和くん

むこうではね、とっても気持ちがよくてしあわせでね、ピンクとか黄色とか水色とか、きれいな色の白鳥さんと遊んでいたの。そこはすごくいいにおいがするんだよ。あんまりしあわせすぎて、たいくつでたいくつで、それで、こっちに来たんだよ。遠いの。遠いけど、近い。すぐ来れるから。途中で木星で休憩してきたんだよ。こうやってすわってたんだ。水星にも行ったよ！　太陽にも行ってきた!

雲の上ではよく
友だちと遊んでたんだけど、
おなかに入ったとたん
ひとりになっちゃったから、
ちょっとさみしくなって
泣いちゃったんだよ。……愛加ちゃん

こういう感じだったんだよ、空の上は。
これが神さま。みんな羽が生えてる。自分の部屋、お兄ちゃんの部屋、友だちの部屋があって、好きな色のところでごはんを食べられる。ここは鳥が休憩するところで、自分たちは鳥よりもずっと小さくて、鳥みたいに大きくなりたいなと思っていた。天国があって、その上に地獄があって、階段があって、ここが妖精のいるところ。たとえば、小さいときに病気や事故やなにかで命をなくしてしまった子は、帰ってきたらそれはそれは神さまにやさしくしてもらえる。悪いことした人は、地獄から来た顔のこわい天使に、ここでこうやってポイって投げられて地獄に行くんだよ。ゆみこは行ったことないからわかんないんだけどね。……友実子ちゃん

● 小学2年生のときに、生まれる前にいたところの絵を描いて説明してくれました。……お母さん

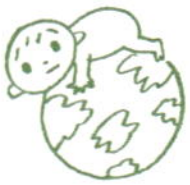

おなかに来る前はどこにいたの?

雲の上のようにふわふわしたところで、神さまのような人に見守られながら、同じくらいの子どもたちと一緒に地上を眺めていた、というイメージがもっとも多いです。幸せで安心できる場所のようです。

どうやっておなかに入ったの?

この人がいいって紙に書いて、おじいさんみたいな白い人にわたして、いいですよって言われて入ったよ。……汐音くん

女の子とどっちが先に入るか競争してて、しゅんが勝った。その女の子は雲にもどった。さや(妹)かもね。……隼矢くん

やまとが小さくなって、
ママのおっぱいからママのおなかに入ったんだよ。……大和くん

おなかのところに来て、こんなふうに入ったよ。……蒼太くん

● そう言ってからだを丸くしました。……お母さん

雲から長いはしごをおりてきて、おなかに入った。ママががんばれるように、あいかはここに来たんだよ。……愛加ちゃん

ママをえらんで生まれてくるときに、お空の上に羽をおいて、ママのおなかに入っていった。……敬人くん

赤ちゃんが空の上から順番にママとパパを見つけて、あんちゃんもパパとママを見つけたんだけど、みんなはどんどんピューンとおりていっちゃうのに、なかなかおりていけなかったんだー。最後にがんばって、ピューンとおりたんだよ。……杏ちゃん

● 予定日から12日後に生まれてきました。こわくて出てこられなかったのかもしれないなと思いました。……お母さん

雲からおりてきて、
おかあさんがねてるあいだに、
スルっとおなかの中に入ったの。

ママをえらぶときに、そのあといっしょになるお父さんとかも見て、それでこのママがいいって決める。決めたら、下に行っていいですよって言われる列にならんで、順番が来たらやっとおかあさんのところに行ける。……齋藤龍之介くん

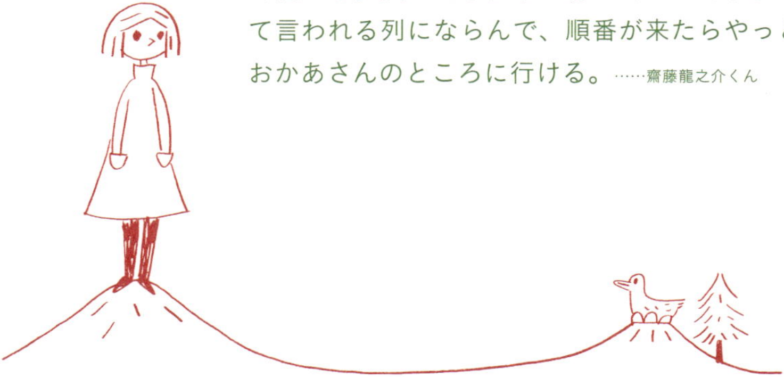

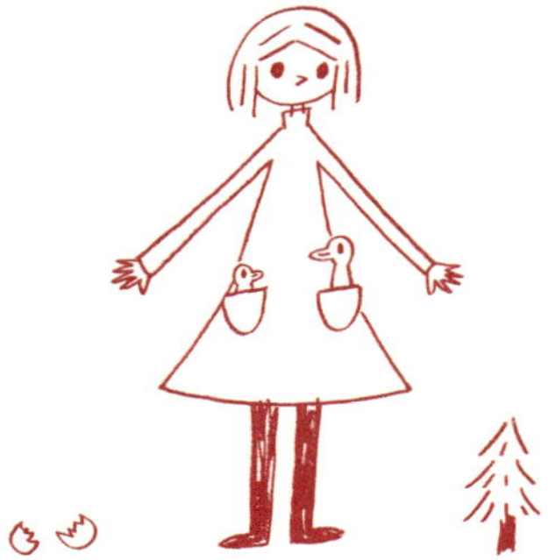

羽をつけて飛んできたの。

けっこうたいへんだった。なかなかいいところがみつからなかった。

● 妊娠がわかったすぐあとに、大出血を起こして入院しました。

……お母さん

お空からママのところに来て、透明になって、
小さくなってスーと入ったの。

ママに会いたかったんだ。だから、
おひさまに「ママのおなかとってください」って言ったんだ。

最初は、お父さんのおなかの中にいたの。
それから、泳いでおかあさんのおなかの中に行ったの。
バチャバチャ遊んでいた!

このママがいいって言って、さしこんだ。棒でグサッてやると、それですねってなる。パパはこれがいいって、グサッてやる。おかあさんは赤、おとうさんは青でやるの。グサグサってやった。棒はとんがりすぎて、持つとこぜんぜんない感じだった。
……光咲ちゃん

雲の上にいたんだよ。それでね、すべり台からのぼって、階段からずーっとおりてきたんだよ。下にとんっておりたの。それから、かあちゃんのおなかに行ったの。それでね、おりて、またすべり台のぼって、もう1回おりたんだ、階段で。2回おりたの。ぼくはね、ふたりなの。もうひとりのぼくはあっちにいっちゃったの。

● 息子を妊娠する前に「もしかして妊娠?」というときがありました。息子は、一度戻ってまた来てくれたのかもしれません。……お母さん

どうやっておなかに入ったの?

飛んできたり、すべり下りてきたり、天使や妖精と一緒だったり、おなかに入る様子も時期も、子どもによってさまざまです。おなかに宿ったときお母さんが何をしていたか、具体的に言い当てる子もいます。

どうしてママとパパを選んでくれたの?

この人がいいって決めてたから。……汐音くん

テレビみたいなものでおかあさんを見ていた。
先生みたいな人がいた。お空にいた。
自分でえらんできた。……幸新くん

ママがいいから。ママが赤ちゃんほしいかなーって思ってきたの。……礼也くん

ぼくね、天国の神さまの家で順番にならんでいるときに、
横入りしたんだよ。どのおかあさんのおなかに行こうか、
みんな順番でならぶんだけど、前にいた子の前に入ったの。
だから、ママのところに来れたよ。

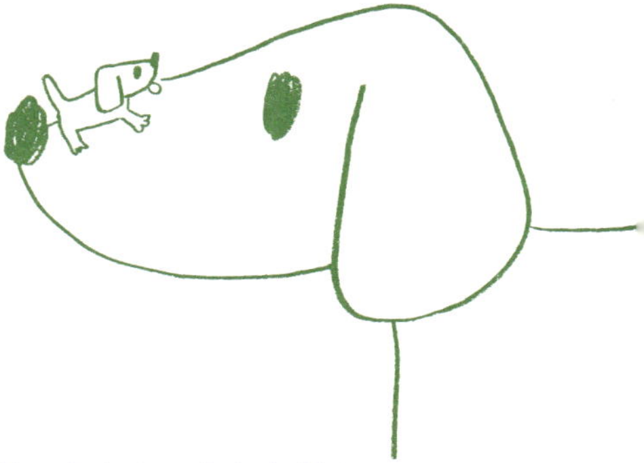

ぼくはママを、じつは生まれる前にえらんできたんだよ。
ぼくは、ママをやさしくするために
生まれてきたんだ。……敬人くん

いちばん高い山から世界が見えて、
そこでおかあさんをさがした。
神さまといっしょにおかあさんをさがした。……友実子ちゃん

神さまがいて、順番が書かれた
ハートをわたされた。
おかあさんをえらべるように。……さなちゃん

上から見ていたんだよ。白い建物があって、
たくさんのお部屋があって、いろんな部屋をのぞいて、
みんなそれぞれ、おかあさんを決めるんだよ。
ママはバスに乗ってた。やさしそうだったから。

ママがいちばんかわいかったから、ママにしたの。

ぼく、お空にいて、白いドレスを着ていたママを見つけて、きれいだと思ってママのおなかにやって来たの。……大和くん

ママ知ってる？　A（弟）は天国でぼくのお友だちだったんだよ。天国でいっしょに遊んでいたから、Aはぼくのところに来たんだよ。ほかにも赤ちゃんがたくさんいたよ。ほかの赤ちゃんもいっしょに来ようとしたんだけど、ほかのママのところに行ったんだよ。ぼくはママをえらんで、ママのおなかに入ったんだよ。それはママがいいママだからだよ！

雲の上にいてどのママがいいかさがしていた。赤ちゃんのいるママのところには行けないから、赤ちゃんがいないママを（妹と）ふたりでさがしてた。やさしい顔のママがいいなって思って、ママを見つけた。おうちの中からすごくいいにおいがしたから、いつも家の上の雲にいた。パパの肩をちょんってたたいたりもした。パパ、ふり返って気づいてくれた。でも、ママはぜんぜん気づいてくれなかった。……芽衣ちゃん

空の上に生まれる前の人たちがいて、そのときはぼくは天使で、空の上からいろんなママをさがして、世界中見て、それでこのママがよかったからえらんだの。なんでえらんだかっていうと、さびしそうだったから、ぼくが行ったらさびしくなくなるかなと思ったから。ほかにもあとひとりかふたりいたんだけど、弟と話しあった結果、このママに決まった。……齋藤龍之介くん

空の上から、どのママとパパがいいかなーってえらんでた。
で、あ、このママとパパのとこにしようと思ってきたんだよ。
やさしそうだったから。……隼矢くん

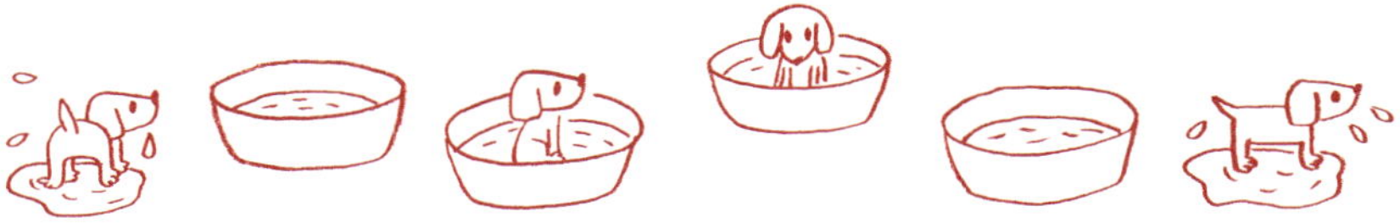

ママがさびしそうだったから。
なんか、ひとりでね、
パパもいなくてね。
すごくさびしそうだった。……紗優ちゃん

● まったく知らない土地に嫁いできました。私は一日中ひとりで、ずっと家の中でもやもやしていました。……お母さん

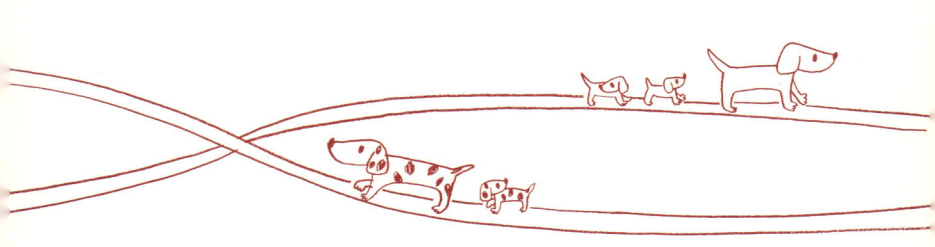

おかあさんとおとうさんが別れるのは知ってたよ。わかってたけど、ぼくはおかあさんをえらんだんだよ。空の上から見ていたら、おかあさんがすごくがまんしているように見えたし、悲しそうに見えたから来たよ。おとうさんには新しい家族ができるけど、おかあさんはたぶんひとりだから。ぼくがいるから大丈夫だよ。……汐音くん

ママ、はるかはわかってたんだよ。お空からママのことを見てママがいいって決めたんだけど、そのときにおじさんがやってきて、「このママのところに行くとパパはいないんだよ」って言われた。でも、それでもいいから、ママのとこに来たくて来たんだから、はるかはパパがいなくても大丈夫なの。……羽琉香ちゃん

● 離婚をしたばかりの頃、当時3歳の娘が話してくれた言葉です。この記憶のおかげで救われました。……お母さん

ママが決めたみたいだった。……光咲ちゃん

ママが赤ちゃんがほしいと
願ったでしょう？
女の子がいいって言ってたでしょ？
だからママのところに来たの。

おかあさんのおなかに入る前は、雲の上で神さまといっしょにいたの。わたし以外にもいろんなお友だちがたくさんいてね、みんな天使みたいに羽がついてるの。おかあさん、「かわいくてやさしい女の子がほしい」っておいのりしてたでしょ？　だから神さまがわたしに、「あのおかあさんのおなかに行きなさい」って言ったの。だからわたしが生まれたのよ。自分でおかあさんをえらぶ子もいるし、神さまがおかあさんをえらぶ子もいるけど、わたしの場合はおかあさんがわたしをえらんだのよ。知ってたでしょ？

どうして ママとパパを選んでくれたの？

「やさしそうだったから」「かわいかったから」という理由のほかに、「さみしそうだったから」「悲しそうだったから」と語る子も多くいます。「お母さんの力になりたい」と思うようです。

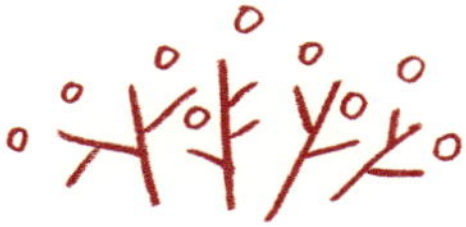

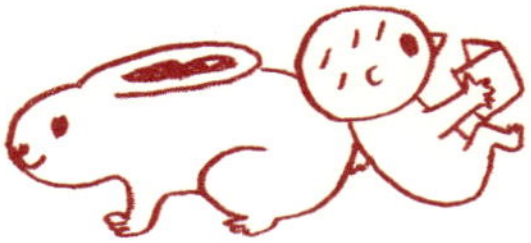

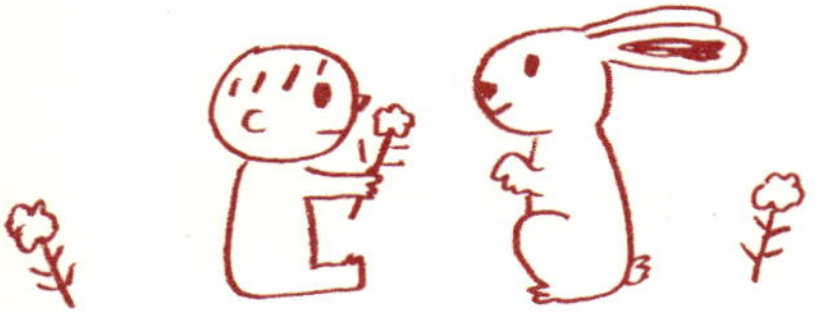

3章 記憶の言葉

どうやって生まれてきたの?

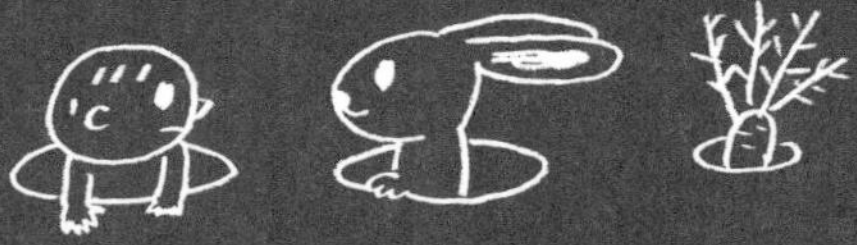

どうやって出てきたの?

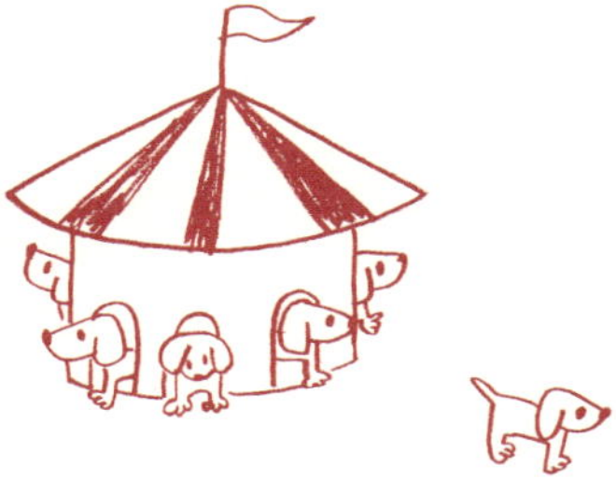

へびみたいに、にょろにょろ出てきたんだよ。……将貴くん

おどりながら出てきた。

たいへんだった。
おりる、おりる。……安田龍之介くん

3回くらいゴロンゴロンゴロンと回って、
それからどんって出てきた。
出たあとは、ママのおなかにだっこされたんだ。……大和くん

手でパンチパンチして、
頭ぐりぐりして足でキックして生まれてきた。……莉子ちゃん

よいしょよいしょって、
せまかった。……杏ちゃん

苦しかった。だっておしりから生まれるから。……芽衣ちゃん

こうやってグルンって回りながら出てきたんだよ。
むずかしかった。……初奈ちゃん

ママのおなかから出てくるとき、けんたんの鼻とお耳が
つぶれて、ほんとにいたかったんだよ。……健斗くん

行くよー！って言って、
パチッてなって、
ビューって生まれてきた。……漣音ちゃん

ぐるぐるぱぁーんと出てきたんだよ。どーんと出てきて、
いたいいたいして、えーんえーん泣いてたんだよ。……凛空ちゃん

おなかの横からぎゅーって出てきた。
足でけったらね、すぽってぬいたの。
ぽんってけったらね、ぴくってなったでしょ。
そしたらね、すぽーんって出てきた。……翔子ちゃん

きっ、どどんってきた。ママもいたよ。……桜太郎くん

ぶわっ！って出てきたのー。……光咲ちゃん

● 自然分娩で産みたかったのに帝王切開になってしまい、負い目を感じていました。この言葉を聞いて、「ぶわっ」という表現が武勇伝のようだと感じ、救われました。……お母さん

暗い細いトンネルみたいなところを、いっしょうけんめいもがいて出てきた。からだ中がいたかった。苦しいっていうのとはちょっとちがうかな。せまくてきつきつのところを平泳ぎみたいに、手と足でいっしょうけんめいかべを後ろにやって出ていく感じで、ちょっとつかれた。……齋藤龍之介くん

生まれる前はすごくがんばらなきゃいけないから、
3日分くらいバクバク食べて、それでいっしょうけんめい、
うーんって出るんだよ。……汐音くん

ひとりでさびしかったから早く出たかったの。スッポーンって。

● 予定日より11日も早く生まれました。なかなか出てこなくて、先生におなかを押してもらって、本当にスッポーンと出ました。……お母さん

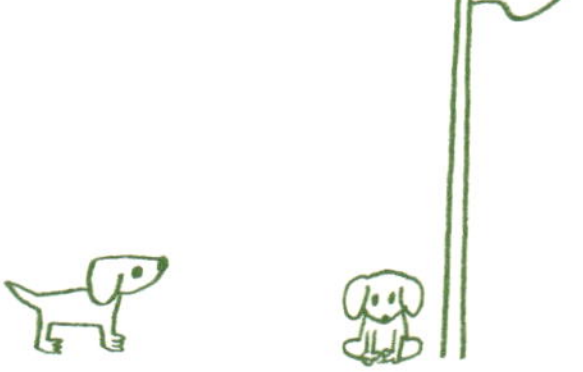

パパが「がんばれがんばれ」って言ったから、
がんばって出てきたんだよ。……みくちゃん

ばかばかばくばくばくあばれてた。
それで陣痛おこしてた。
せまくなったから出てきた。出てくるときは力入れた。
もうむりやり出されそうになった。
いたくはなかったけど。……海人くん

トンネルぬけて
明るいところにやってきた。……彩菜ちゃん

おかあさんがぎゅーぎゅーってしたら、
ぽわーんと出てくるんだよ。……太郎くん

おかあさんからニュルって出てきたの！
頭からニュルッと出たの！

どうやって出てきたの?

もっとも多いのは「狭いところを通って明るいところに出てきた」という記憶です。回旋を覚えている子や、へその緒が巻きついていたこと、胎便をしたことなどのハプニングを覚えている子もいます。

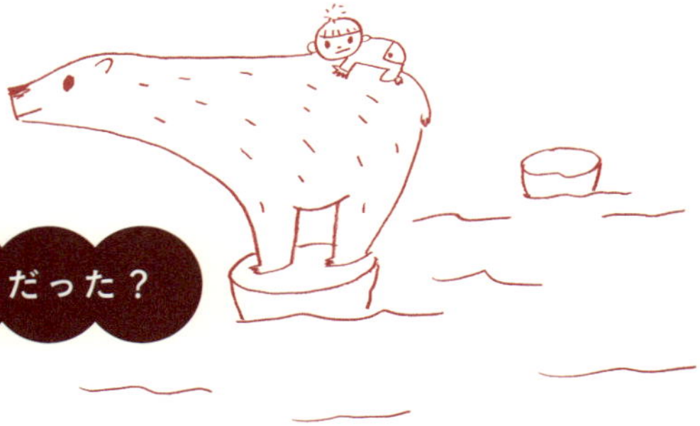

生まれたあとはどうだった？

目がいたかった。なんかちょょっとまぶしかった。……将貴くん

いたくて、えーんえーんした。

生まれたときはうれしかったけど、泣いた。
とってもおなかがすいていた。……芽衣ちゃん

出たときはびっくりした感じだった。……光咲ちゃん

暗い中をとおって苦しかった。出てきたら明るくて、
パパがいた。パパ見て、この人がパパだって思った。
空からパパは見なかったから。ママだけ。
で、目開けてパパをジロッとにらんだ。……隼矢くん

大きなあながあいて、うわぁーって広くなったの。
それから「かわいいかわいい」って
言われたんだよ。……彩菜ちゃん

おへそを切るの、いたかった。切られたあと、おなかがこう、じわわわーんっていたかった。……齋藤龍之介くん

● 「おへそを切るけどいたくないんだよ」と話したところ、こう答えました。……お母さん

どうしていいのかわからなかったから泣いた。看護師さんがかかえてくれたとき、手袋みたいなのをはめていたのがいやだった。保育器に入れられたとき、おかあさんとおとうさんは中まで来てだっこしてくれた。おばあちゃんたちは、ろうかでじーっと見てくれてたのをおぼえている。おとうさんがはじめて抱っこしてくれたとき、だれかわからずこわかった。でも、すごくやさしかったので、大丈夫かなと思った。

● 帝王切開でした。……お母さん

ママはピンクのお洋服を着てたね。
さらちゃんははだかんぼだったよ。
パパに会ったときは黒いお洋服だったよ。……更紗ちゃん

● 私はピンクの術着、夫は黒いセーターでした。……お母さん

赤ちゃんは生まれた直後から、外の様子を観察しています。お父さんが撮影しているビデオのランプを目で追った赤ちゃんもいました。お母さんに抱きとられると、赤ちゃんは安心するようです。

きょうだいのこと、覚えてる?

あーちゃんがはじめに
生まれてこようと思ったのに、
お兄ちゃんが先に行っちゃったの。

おなかの中で、あやちゃんもいっしょに遊んでた。
ほんとはあやちゃんがおねえちゃんだったんだけど、
わたしが先に出てきたから、
わたしがお姉ちゃんになったんだ。……翔子ちゃん

弟のれいやとは、空の上にいるときとても仲がよくて、親友みたいな感じでいつもいっしょに遊んだりかけ回ったりしたから、兄弟になろうって決めて、おかあさんをいっしょに見たりした。ならぶときに、たとえばぼくが15番ぐらいだったら、弟は24番ぐらいだった。それでぼくが生まれて、そのあとれいやが生まれた。……齋藤龍之介くん

おかあさん、そのおなかの
いなくなった子はもう来ないよ。
もうバイバイしたから。来るけど、でもちがう子だよ。
新しい子だよ。……将貴くん

● 将貴の次に宿った命は、7カ月でおなかの中で心臓が止まってしまいました。おなかの子が元気なうちから、将貴は「その子は来ない」と言っていました。悲しい出来事でしたが、子どもの力はすごいと思いました。おなかの子を空へ返したあと、私は早く同じ子を宿してあげたいと、妊娠を急いでいました。そんなときに言ってくれた言葉です。「もう少し家族3人でゆっくりしよう」と思うことができ、胸のつかえがとれました。……お母さん

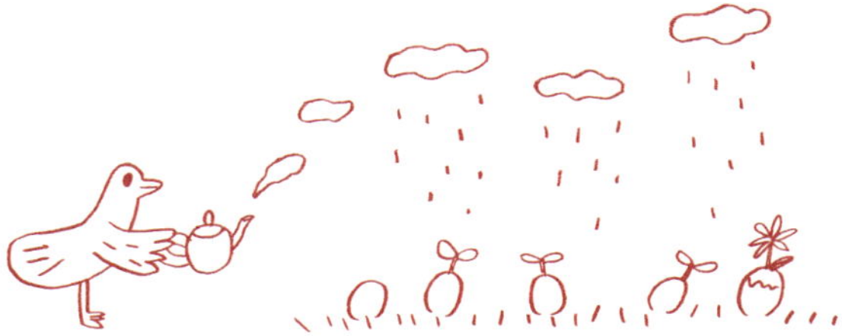

何でおかあさんのおなかの中に赤ちゃんいるの? どうしたの?
あー、女の子だよ。よかったね、おかあさん。
だってしょうき、この子と遊んでたもん。
おなかん中でこの子と遊んでたんだよ。……将貴くん

● 2人目の妊娠がわかる前のこと、朝起きて急に言い出し、びっくりしました。妊娠検査薬を試してみると陽性でした。生まれたのは本当に女の子でした。……お母さん

あのね、Tちゃん（弟）とおなかの中にいて、じゃんけんをしたの。それでちっちは言葉をもらったの。Tちゃんはからだをもらったんだよ。出てくる順番も、Tちゃんとじゃんけんして勝ったから、ちっちが先だったんだよ。

● 30年以上も前、私自身が何度も母にこう伝えていたことを覚えています。私はおしゃべりですが病気がち、2歳年下の弟は自閉症でほとんど言葉を持ちませんが、そのかわり丈夫で虫歯さえほとんどない健康体です。母や弟には申し訳ないですが、自分たちで自分の運命を決めてきたのかなと思っています。……お母さん

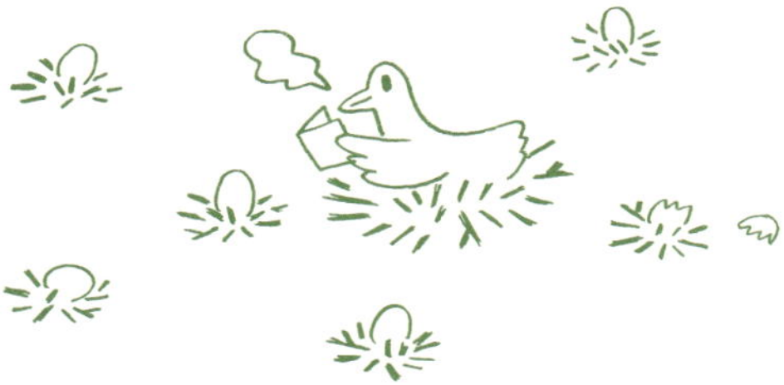

きょうだいのこと、覚えてる?

雲の上にいるとき、仲よしの友だちときょうだいになる約束をして、じゃんけんで順番を決めた、と語る子は多いです。幼い兄姉が、お母さんより先に下の子の妊娠に気づくこともめずらしくありません。

4章 おとなの言葉

わたしたちも選んできたのかもしれない

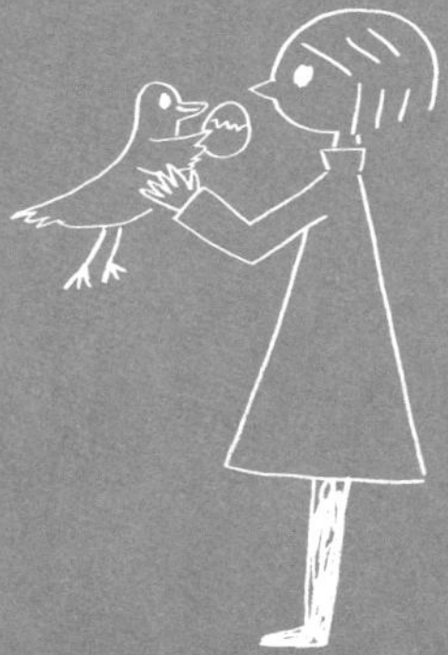

胎内記憶を知り、お産や子育てを通して母との絆が深まりました

妊娠中に胎内記憶の存在を知って、お産や子育てに関する考え方が大きく変わりました。

赤ちゃんには意思も感情もあること、お産は「お医者さんにおまかせ」ではなく、赤ちゃんと私の共同作業であることに気づかされたのです。おかげで、夫と母の立会いのもと、感動的なお産を体験することができました。

さらに、お産を通して、母と私の絆も深まりました。母は私を産んだとき、何時間も冷たいベッドに放置されて、夜は遠くから私の泣き声が聞こえてくるという、つらい思いをしていました。

私のお産に立ち会い、お産はすばらしい体験になりうると実感したことで、母のトラウマは大きく癒されたようです。

また、母には「子どもは親の言うことを聞かせる

べき」という、しつけ観がありました。孫である娘にも、はじめはそう接したので、娘はあまりなつかず、母はさみしい思いをしていました。

私が「頭ごなしにしからないで」と頼んでも、「あなたはそうやって育てたのよ。ちゃんと育ったでしょう」と反論されるだけでした。母にしてみれば、自分の子育てを全否定されたようで、おもしろくなかったのでしょう。

そこで、母を批判しているととられる言い方はやめ、母の前で娘に

「生まれてくれてありがとう」

「おじいちゃんとおばあちゃんも選んできたのよね」

「何をしたくて生まれてきたの」

と、さりげなく話しかけるようにしました。

すると、母の態度は目に見えて変わっていったのです。理不尽に怒ることもなくなり、娘の意思を尊重するようになりました。幼くても、ひとりの人間として接してくれるようになったのです。娘は「おばあちゃん大好き」と慕い、一緒に旅行に行くまでになりました。

私と母の関係も、以前よりずっとよくなりました。
今では、気軽に相談にのってくれるので、ついつい頼りにしてしまう、大切な母です。

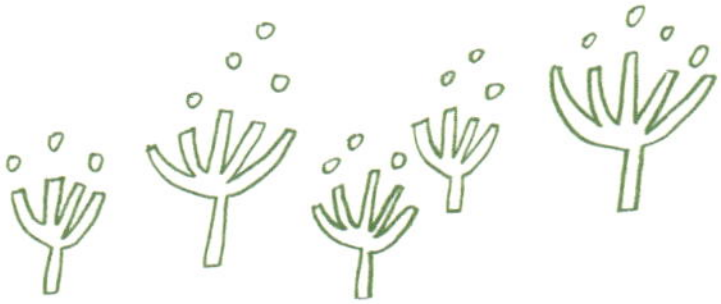

両親の仲裁に嫌気がさしていた私。生まれてきた目的がわかり、楽になりました

父はアルコール依存症で、しばしば母に手をあげていました。14歳年上の兄が、見るに見かねて暴言を吐くと、父は激昂して、母がさらにつらい目にあうだけでした。

私は物心ついた頃から、両親のけんかが始まると、深夜でも起きだして仲裁に入り、兄を制止していました。

不思議なのですが、私が「やめて」と頼むと、父は機嫌をなおすことが多かったのです。私が父にとって、年をとってから生まれた子どもだったからかもしれません。

私は、自分は大きくなっても実家を離れられないかもしれないと、心を痛めていました。

なぜこんな家に生まれてしまったのだろう。もっと楽しい幸せな家族のもとに生まれたかった――。毎日のように、悲しく思っていました。

結婚して両親と別居したあとも、いざこざが起きるたびに呼ばれて、父をなだめる日々が続きました。正直なところ、気が重かったです。

けれど、胎内記憶についての本を読み、「子どもは親を選んで生まれてくる」という考え方を知ったとき、納得するところがありました。

「私は父の無茶を止め、母が泣かなくてすむようにするため、生まれてきたのかもしれない」

と感じたのです。

そう考えるようになって、気持ちはとても楽になりました。そして、実家に呼ばれて両親の仲裁をすることを、以前のように負担に感じなくなりました。

虐待を受けてつらい子ども時代でしたが、胎内記憶を知り、すべてが腑に落ちました

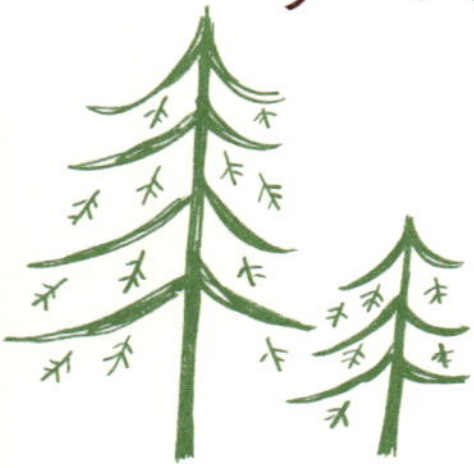

私が物心ついたときから、両親は不仲でした。祖父母と同居していたことが救いでしたが、祖父母が亡くなってからは悲惨でした。両親は離婚し、母は再婚。そして再婚相手からの性的虐待。

私はおとなの身勝手さをうらみ、早く独立したいと願っていました。なぜこんな家に生まれてきたのだろう、親なんか消えてしまえばいいと思うことさえありました。

当時のことは、思い出すと動悸がするほどです。けれど、長男の誕生をきっかけに、私は胎内記憶を知り、大きく変わりました。

長男には生まれる前の記憶があって、お空にいたときのことを話してくれます。

「赤ちゃんには意思も感情もある」

「子どもは学びのために、親を選んで生まれてくる」

と考えると、腑に落ちることが多々あるのです。
私はほぼネグレクトのような虐待を受けてきたのですが、その背景も理解できるようになりました。
母方の祖父も父も、幼い頃に母親を亡くして、充分な愛情を受けずに育ちました。ふたりとも愛を知らないまま親になり、わが子の愛し方がわからなかったのです。
また、私はずっと自分の性別に違和感があり、女性であることを受け入れられずにいましたが、その理由もわかりました。わが家は女系家族で、しかも私はひとりっ子です。男の子がほしい、男の子がよかったという親の不満を、私は母の胎内にいたときから、感じとっていたのだと思います。

いま、私は3人の母親です。子育てをしながら、自分のインナーチャイルド（内なる子ども）のケアに取り組んでいます。そして、サークルやイベントで、赤ちゃんと対話する大切さや、胎内での体験は人生に大きな影響を及ぼすということを、妊産婦さんたちにお話しする活動をしています。
幼い頃につらい体験をしてきたお母さんたちか

ら、相談を受けることもあり、苦しんでいる方はたくさんいるのだと気づきました。

幼少期の困難には、人生の使命が隠されているといわれますが、まさにそのとおりだと感じます。

胎内記憶を手がかりに、私は人生の使命ときちんと向きあえるようになりました。私の取り組みが、虐待や子育てに悩んでいる方たちの小さな光になるといいなと願っています。

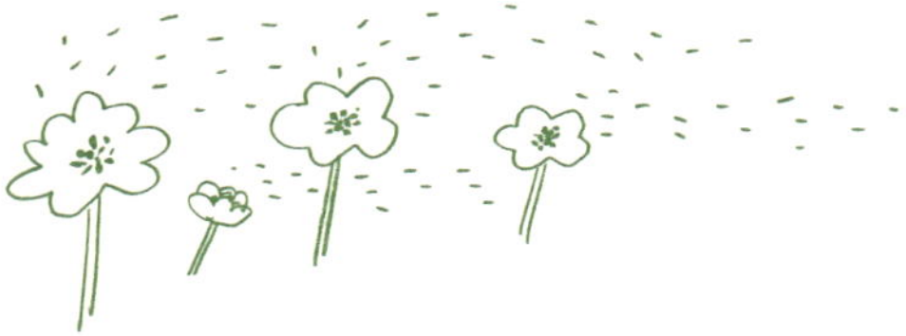

私自身の胎内記憶と母との葛藤…愛された記憶と生まれた意味と

南山みどり（たいわ士）

私には生まれる前の記憶があります。さみしそうな母を助けたくて、母に宿ったのでした。

後年、お下げ髪の母の写真を見たとき、「見覚えがある」と感じました。写真の母は17歳のきれいな娘姿で、悲しい目をしていました。母は引揚者で、外地の裕福な暮らしから一転、着の身着のままで帰国し、親戚の家に居候して苦労していた頃でした。

　人は死ぬときに過去が走馬灯のように浮かぶといいますが、私は母の胎内に宿ってから、これからどんな人生を送るかを眺めた記憶があります。人生で気をつけるべきスポットや、心が折れないためのヒントを、ビジョンとして見せてもらったのです。

　記憶には忘却のベールがかけられますが、肉体をまとってこの世の荒波にのりだすときは、それを超えるための智恵も、授けられるのです。

　きたるべき人生のビジョンは、私を励ますためのものでしたが、私はそれを見たとき、「失敗した!」と強烈に思いました。

　というのも、きれいで、やさしくて、かぎりなく他人をゆるす、愛にあふれた母は、その一方、厳しく自分を律し、深い闇をかかえていたからです。それを母の胎内でまざまざと感じたとき、私は試練を予感して、自分にはとても負いきれないと思いました。

実際、私は生い立ちで母と大きな葛藤を抱えることになりました。母は病院勤めで、忙しく働いていました。私の世話は祖母にまかせ、お正月もかまってくれない母。さみしくてたまらなかったのに、母はその思いに寄り添ってくれませんでした。母は私を、厳しく育てなければならないと思いこんでいたのです。

私がいたずらすると、母は「なぜそんなことをしたのか」と詰問したものです。そこで私が説明すると、「口答えをするな」と叱責されるのです。「聞かれたから答えたの。お母さん、私の話を聞いて!」と抗議すると、ますます怒られました。でも、黙っていると、今度は「親を無視するのか」としかられるのです。

母の愛を渇望していた時期、生まれる前の記憶は、かえって私を苦しめるだけでした。「大切なことを知っている」という感覚があるのに、母に認めてもらえない悲しみ。愛を受けとってもらえない絶望。私は生き急ぐような思春期と青春を過ごし、何度も死を考えました。

いま振り返ると、かわいくて悪気のない、愛すべき存在の母でしたが、当時の私にはわかりませんでした。それでも、「苦しいまま死ぬ自分ではない」という感覚があったことと、母の愛をどこかで感じていたために、私は命をつないできたのだと思います。

私には、母に深く愛された記憶もあるのです。幼い頃、仕事から帰った母が、鼻と鼻をつけてただいまの挨拶をしてくれ、幸せを感じたのを覚えています。香水の芳しい香りただよう美しい母は、私の自慢でした。

愛された記憶があり、母が大好きだったからこそ、受け入れられないと感じたとき、悲しくて切なくて、よけいに反発するようになったのだと思います。

その後、私は自分自身の子育てを通して、人は愛を学ぶために生まれてきたのだと気づきました。最大の試練は、次男を亡くしたことです。

人は、自分をゆるせないかぎり、他人をゆるすことはできません。学びを深めるうち、「自分で人生を選んだ」という記憶は、私に尊厳を取り戻させ、私を支えてくれるようになりました。そして、自分の人生の主人公として生きることを、思い出させてくれたのです。母との関係も、少しずつ癒されていきました。

母が老境にさしかかってから、私は母に「お母さんは私を愛していたよね。それなのに、意地悪ともとれることをしたのはなぜ?」とたずねたことがあります。

すると母は、「私は是々非々でいく性分だから、意地悪ととられるかもしれないとは思った。だが、おまえがいやだと感じたら、それを反面教師にすればいいと思っていた。そう伝えなかったことは、悪かった」と言ってくれました。

この会話は、私に安らぎをもたらしてくれました。

私はこれまでさまざまな試練を経験してきましたが、どんなときも愛を選ぶようにしていると、封印がほどけて、生まれる前の記憶がよみがえり、人生の使命が見えてくるように思います。

いま、私は、生きづらさを抱えた方のカウンセリングやセラピーをおこなったり、自死遺族の支援活動をしたり、直観力を生かしておなかの赤ちゃんやまだ小さな赤ちゃんの思いを通訳する取り組みをしています。

多くの赤ちゃんと接していると、赤ちゃんは生まれる前のことを覚えていると感じます。

赤ちゃんは、アイコンタクトや片言でお母さんと心を通わせようとしているのに、お母さんが気づいてくれないと、「一緒に成長しようって約束したのに、どうして答えてくれないの」と、悲しみや不信感を募らせていきます。

また、お産のときお母さんが陣痛に耐えかねて「いや!」と叫んだのを、自分が生まれるのが「いや」なのだと勘違いして、心を閉ざしてしまった赤ちゃんにも会いました。

子どもはどんなに幼くても、尊厳ある存在です。私たちおとなはそれを心にとめて、ありのままの子どもの存在を認め、人生に自信がもてるように愛し、勇気づけていきたいものと思います。

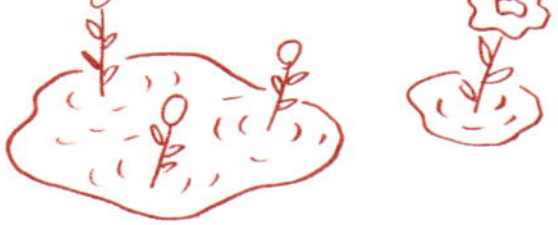

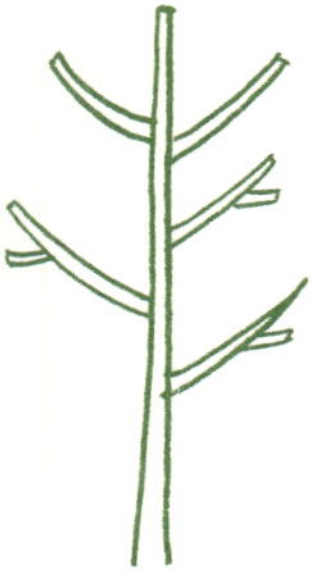

あとがきに代えて　池川 明

胎内記憶が教えてくれること

「生まれる前の記憶」は人生を変える

いま、胎内記憶は大きな注目を浴びています。それは単純に、不思議な世界に対する好奇心ではないように思います。生まれる前の記憶には、命の尊さにあらためて気づき、生きる喜びを思い出させる何かがあるのです。

私は胎内記憶をテーマに全国で講演をおこなっていますが、胎内記憶を知ったことで人生が変わったという方に、たくさん出会っています。

一般には、セミナーや講演会で「いい話を聞いた」と感激しても、会場の扉を開けて帰途についたとたん、おなじみの思考パターン、行動パターンに戻ってしまうことがほとんどではないでしょうか。

その点、「知るだけで行動変容が起きる。生き方が変わる」

可能性があることに、私は胎内記憶特有の魅力があると感じています。

そんな劇的な変容を遂げた方のひとりが、この本の共著者で、映画『うまれる』を企画・監督・撮影した、豪田トモ監督です。豪田さんは、私の講演会で胎内記憶を知ったとたん、人生観ががらりと変わり、ご両親に対する長年の葛藤が癒されたそうです。

豪田さんは、講演会後すぐに私のクリニックを訪れ、「命の誕生をテーマに、映画を撮りたい」と、熱く語られました。そして、3年の歳月を経て、映画『うまれる』が完成しました。私もアドバイザーとして参加し、胎内記憶の概要をご説明したり、医学的な面から監修したりしました。

『うまれる』は、豪田さんをはじめ、たくさんの方の情熱から生まれた映画です。妊娠、出産に関心がある方だけでなく、親子関係を見つめ直したい方、生きる意味を深く感じたい方に向けても、メッセージが込められた作品になりました。

この本は、豪田さんの「まえがき」にあるように、映画製作のプロセスで寄せられた、「生まれる前の記憶」の一部をご紹介したものです。また、子どもだけでなく、おとなになっても記憶を持ち続けている方や、おとなになって胎内記憶と出合い人生が変わったという方の証言も掲載しました。

あえておとなの記憶をとりあげたのは、映画の趣旨と同じく、生まれる前の記憶をただ子育ての参考にするだけでなく、人生を見つめ直すきっかけにしていただければという願いからです。

子どもたちは覚えている

本書で「胎内記憶」をはじめて知った方は、その豊かな世界に驚かれたことでしょう。

じつは、誕生前後の記憶に関する研究は、欧米では1970年代から始まっています。特に、ここ20年ほどは画期的な発見が続き、おなかの赤ちゃんは従来考えられていた以上にすぐれた能力を備えていることがわかってきました。胎内記憶、誕生記憶の一部については、裏づけとなる事実も明らかになっています。

私は1999年頃から、誕生前後の記憶について調査を始めました。私が生まれる前の記憶に興味をもったのは、親子関係をよくするヒントが含まれていると感じたからでした。
「おなかの赤ちゃんには意思も感情もあって、外の様子がちゃんとわかっているのですよ」とお話しすると、お母さんは赤ちゃんに積極的に語りかけてくれます。すると母子の絆が深まり、赤ちゃんが生まれたあとも、コミュニケーションがスムーズになるのです。

お父さんも、胎内記憶を知ると、おなかの赤ちゃんに話しかけるようになります。その様子を見て、お父さんの愛情を実感すると、お母さんの気持ちは安定します。心理状態はお産のプロセスに影響を及ぼすので、結果的に安産になりやすくなります。

生まれる前からの親子の絆づくりと、誕生直後の母子のふれあいを心がけるうちに、私のクリニックでは重いマタニティブルーにかかる方がいなくなりました。

臨床でたしかな手ごたえを感じるたび、私は胎内記憶の世界に魅せられるようになりました。

2003年から翌年にかけては、保育園に通う3601組の親子を対象にアンケートを実施しました。おそらく、世界初の大規模調査です。

その結果、胎内記憶がある子は33パーセント、誕生記憶がある子は20パーセントもいることがわかりました。「（記憶があるか）わからない」という回答の中には、「子どもが幼くて話せない」「質問したことがない」「聞いても話したがらない」という答えも含まれるので、実際に覚えている子は、もっと多いかもしれません。

これほどありふれた現象だというのに、なぜ胎内記憶は知られてこなかったのでしょうか。私は、「赤ちゃんには何もわかるはずがない」という偏見が、真実を見誤らせていたのではないかと考えています。

子どもがせっかく話しだしても、聞き流したり否定したりするうちに、子どもは口を閉ざし、やがて成長とともに記憶を失ってしまうのかもしれません。

つまり、胎内記憶の聞きとりには、子どもの心の世界を尊重し、その言葉に真摯に耳を傾けるという意味もあったのです。

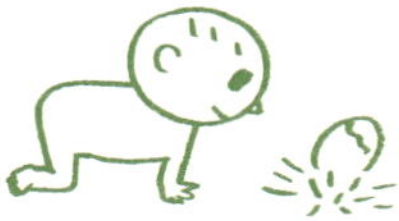

おなかの赤ちゃんは気づいている

「生まれる前の記憶」は、じつに多彩です。

まず、厳密な意味での「胎内記憶」、つまり子宮の中にいたときの記憶を見てみましょう。

本書でご紹介しているように、「赤かった」「あたたかかった」「暗かった」「ママの声が聞こえた」「せまかった」「泳いでいた」「寝ていた」「飲んだり食べたりしていた」といったものです。ここにはありませんが、においや味について語る子どももいて、五感のすべてがそろった、豊かな世界です。

胎内記憶は、ほとんどが心地よいイメージとして語られています。特に、お母さんが心身ともに安定して赤ちゃんをよく意識していると、赤ちゃんはとてもうれしいようで、記憶も残りやすいようです。

まれに「冷たかった」「早く出たかった」と語る子もいます。そういったケースでは、お母さんに妊娠中の状況をたずねると、心身の調子をくずしていたり、夫婦仲に問題があったりすることが多いようです。

また、調査によると、おなかの赤ちゃんに語りかけをしなかったケースでは、胎内記憶の保有率は有意に低いことがわかっています。分娩のときに分泌されるホルモンには、不快な記憶を消す作用をもつものがあるので、さみしかった記憶は、不快な記憶として消去されてしまうのかもしれません。

古来、胎教のたいせつさが言われていますが、胎教は迷信ではなく、伝統的な子育ての智恵なのでしょう。

もちろん、だれもが妊娠中、理想的な環境をととのえられるわけではありませんし、長い妊娠期間には、ストレスを避けることは難しいものです。けれど、おなかの赤ちゃんは外の状況を敏感に察していることを理解して、トラブルが起きたら、赤ちゃんの気持ちにも配慮していただきたいのです。

赤ちゃんを一人前の存在として認め、コミュニケーションをとろうとする心構えそのものが大事なのだと、胎内記憶は教えてくれます。

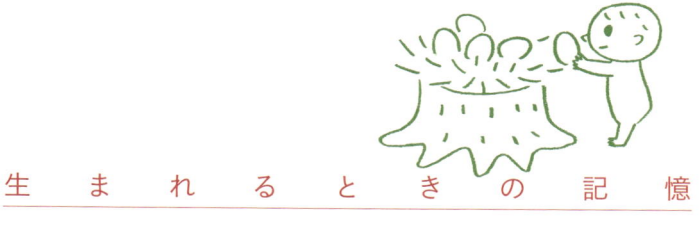

生まれるときの記憶

次に、生まれる前の記憶として代表的なもののひとつ、「誕生記憶」を見てみましょう。

誕生記憶には、陣痛の始まり、分娩プロセス、誕生の瞬間といった局面がありますが、子どもたちはそのいずれについても語っています。

産道を通るときは、本書にあるように「苦しかった」「せまかった」という子どもが多いです。けれど、「行くよー！って言って（生まれてきた）」というように、外に出るのを楽しみにしている子もいて、必ずしもネガティブな記憶というわけではなさそうです。

頭を回旋して産道を進むプロセスはかなり印象に残るようで、「回りながら出てきた」と表現する子はたくさんいます。

なお、この本ではご紹介していませんが、「いつ生まれるかを決めるのかは、赤ちゃんだ」と言う子は、何人もいます。「そろそろ外に出ようと思って出てきた」と言う子もいれば、「まだ眠くて寝ていたかったのに、起こされちゃった」とこぼす子もいます。

近年、おなかの赤ちゃんの肺から出るサーファクタントというタンパク質が、お母さんのマクロファージ（白血球の一種）を活性化して陣痛を起こすという説が唱えられているのですが、その意味では、子どもの主張は的確といえるかもしれません。

また、分娩がなかなか進まず、陣痛促進剤を使用して生まれた子は、「自分で（へその緒を）ほどいて出ようとしたのに、お母さんがあわてるから首に締まってきて、苦しかった」と言っています。臨床現場では、赤ちゃんにへその緒がからまっているとき、陣痛が一時的に弱くなることがあります。このお子さんは、それを指摘しているのかもしれません。

子どもたちの記憶を聞くと、お産はまさにお母さんと赤ちゃんの共同作業なのだとわかります。生まれるというのは、赤ちゃんにとって大変なイニシエーションなのです。

そしてようやく、外に出られた赤ちゃん。子どもたちによると、だれが立ち会い、自分がどんな状況で迎えられているか、はっきり気づいているようです。

「まぶしかった」「こわかった」という記憶を聞くと、赤ちゃんを尊重する、心身にやさしいお産を心がけたいものと、あらためて思います。

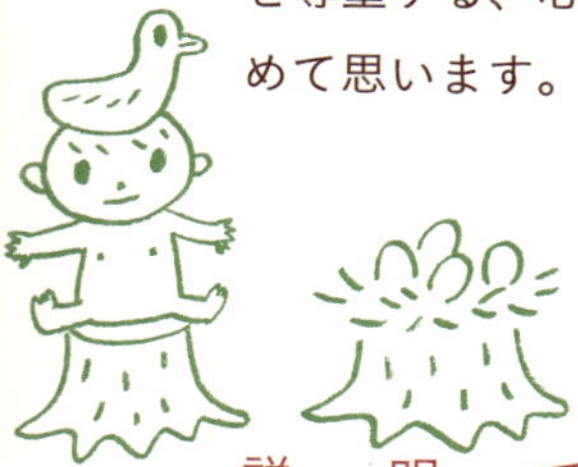

説明できない胎内記憶

胎内記憶の中には、科学的に説明のつかないものもあります。そのひとつが、「おなかの外の様子が見えた」という記憶です。

妊娠中、お母さんが訪れていた場所に、生まれた子を連れてはじめて出かけたとき、お子さんに「おなかにいるとき、ここに来たね」と言い当てられたという体験談は、何人かから寄せられています。

不思議な感じもしますが、周産期心理学の第一人者トマス・バーニー博士は、おなかの赤ちゃんは神経の伝達回路ではなく、体液の中のホルモンを通して、情報を受けとっているかもしれないと考えています。

たしかに、おなかの赤ちゃんには、外の音や声はかなり届いています。ですから、赤ちゃんが音や言葉とともにお母さんのホルモンの変化を感じとり、外の様子を映像として認識する可能性はあるでしょう。

また、本書にもあるように、外が見えたという子どもの多くが「ママのおへそから」見た、と語っています。さらに、幼い兄姉はしばしば、「ママのおへそからおなかの赤ちゃんが見える」と主張し、性別を言い当てたり、赤ちゃんの様子を語ったりすることがあります。

この現象を説明する仮説としては「フォトン(光子)」があげられます。赤ちゃんの細胞にフォトンのセンサーが備わっているなら、フォトンは光の量子なので、障害物を突き抜けて情報を得ることができ、外の様子を「見る」ことも、理論上は可能です。

お母さんのおへそは、フォトンによる情報伝達において何らかの役割を担っているのかもしれません。とはいえ、フォトンは可視化も数値化もできないので、この説を立証することは不可能で、謎は残ります。

子育て中のお母さんの中には、わが子が親の考えを読みとったり、次の行動を予測したりした体験から、「うちの子にはテレパシーがあるみたい」という人もいます。親子間の情報伝達には、現代の科学では説明できない何かが関わっているのかもしれません。

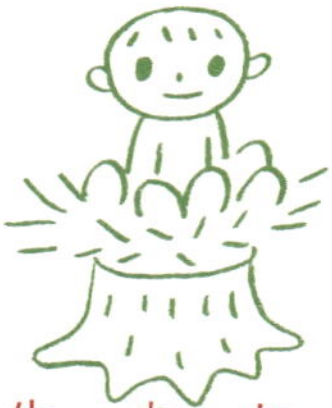

ママを選んで生まれてきた

このように「生まれる前の記憶」にはさまざまなものがありますが、中でも私たちの心をもっとも深く揺り動かすのは、「雲の上からお母さんを見ていた」という「記憶」です。

子どもたちの話から浮かび上がるのは、雲の上のようなところから地上を見てお母さんを決め、はしごやすべり台で下りてきたり、羽根をつけて飛んできたりしたというイメージです。
　中には、お母さんのお祈りが届いて、神さまに「あのお母さんのおなかに行きなさい」と言われたお子さんもいますが、人智を超えた何らかの力が作用して、親子の縁が結ばれる点では、共通しています。
　これまでの調査では、お母さんを選んだ理由としては「かわいかったから」「やさしそうだったから」などをあげる子どもが多いです。もっとも、この本でご紹介したように、「さびしそうだったから」「悲しそうに見えたから」というお子さんも、少なくありません。
　子どもたちは、自分が生まれることによってお母さんに笑ってもらいたい、幸せを感じてほしい、と願っているようなのです。
　私は多くの子どもたちの語りに耳を澄ませる中で、子どもは愛する喜びを親に思い出させるため、はるばるこの世にやってくるのではないか、と考えるようになりました。
　そして、親の成長を助け、親の役に立てたと実感した子どもは、自信を育み、もっと広く人々の役に立つというミッションに進むのだと思うのです。

たましいの記憶が教えてくれること

こういった「記憶」は、たましいの存在を認めないと受け入れられないため、生まれる前の記憶をすべてオカルトとして批判する人もいます。

けれど、私としては、科学的検証よりも、それらの記憶を受け入れたらどんなふうに子育てが楽になるか、命の輝きに気づけるようになるかに、興味があります。

実際、わが子から「ママを選んで生まれてきた」と言われたお母さんは、心から感動します。私はそんなお母さんたちから、「これまでわが子は『自分の子』と思っていましたが、ひとりの人間として尊重するようになりました」
「感謝の気持ちがわいて、子どもがいっそう愛しくなりました」

という感想をうかがっています。

さらに、生まれる前の記憶に耳を澄ませるなら、人は偶然この世に生まれ落ちるのではなく、たましいの成長のために親を選んで、自発的に生まれてくるという世界観を受け入れられるようになります。

科学の洗礼を受けた現代人は、見えない世界を信じることに抵抗があります。それでもなお、人は自ら生きる意味を問わずにはいられない存在です。そんなとき、「自分で親を選び、生まれてきた」という子どもたちの言葉は、生きる指針になりうるのではないでしょうか。
「自分も親を選んで生まれてきたのかもしれない」と考えることができたら、私たちは人生において、受身の存在ではなくなります。親との関係に苦しみ、生きづらさを抱えている方は、あえて難しい親を選んだ、勇気あるたましいなのかもしれません。人生には試練がつきものですが、それらは心の成長をとげるため、自ら選んだ道かもしれないのです。
「生まれる前の記憶」は、そんな命の輝きに気づかせてくれます。本書の中に、あなたがあなた自身の宝物を見つけ出すことができますように。

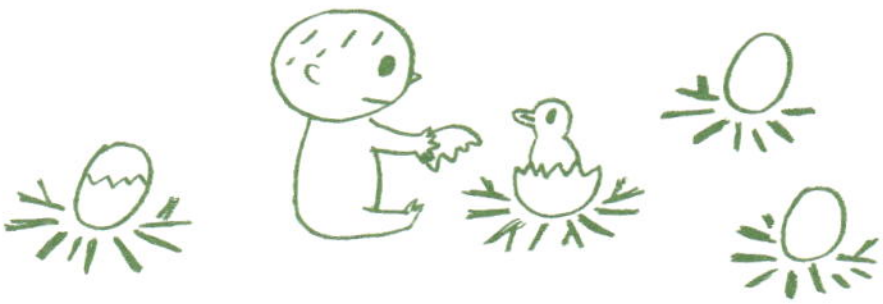

ブック
デザイン

生沼伸子

イラスト

佐藤かおり

執筆協力

矢鋪紀子

協力

うまれるパートナーズ

Special Thanks ※音順

合田華依羅ちゃん、青木円花ちゃん、浅井海翔くん、伊藤莉子ちゃん、井上太郎くん、井上みくちゃん、伊平愛加ちゃん、岩倉祐一郎くん、小田嶋桜太郎くん、岡村莉侑ちゃん、加藤漣音ちゃん、唐島徳匡くん、川上蒼太くん、川上大和くん、栗山創多くん、小池梗太くん、古賀杏ちゃん、小宮大輝くん、齋藤龍之介くん、齋藤礼也くん、佐々木幸新くん、佐藤南ちゃん、佐野友実子ちゃん、島田汐音くん、杉平将貴くん、鈴木更紗ちゃん、鈴木初奈ちゃん、高橋彩人くん、武士智香ちゃん、田口さなちゃん、土屋羽琉香ちゃん、西平純くん、林紗優ちゃん、樋口ほの香ちゃん、増田海人くん、松本凛空ちゃん、見上敬人くん、三上翔子ちゃん、水野響くん、満井光咲ちゃん、森本芽衣ちゃん、諸遊響くん、安田龍之介くん、山田彩菜ちゃん、山田隼矢くん、山本健斗くん、他。
映画「うまれる」HP上の体験談に情報をお寄せくださった皆さん
および撮影・取材にご協力いただいた皆さん

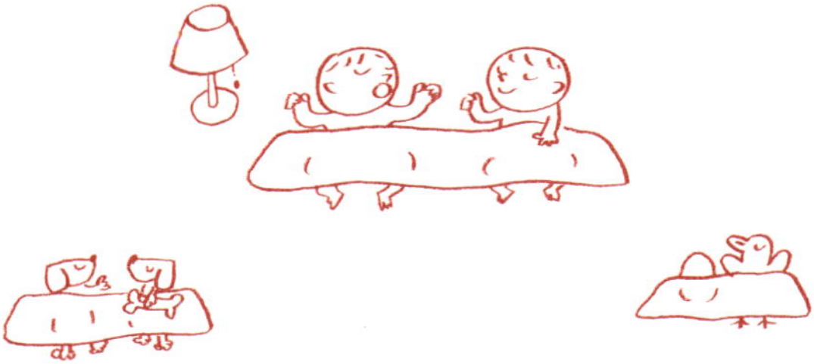

えらんでうまれてきたよ

Printed in Japan

著者　池川明／豪田トモ

発行　株式会社二見書房
東京都千代田区三崎町2-18-11
電話 03 (3515) 2311 [営業]
03 (3515) 2314 [編集]
振替 00170-4-2639

印刷　図書印刷株式会社

製本　ナショナル製本協同組合

ISBN978-4-576-10156-9